AF315475

DE L'OPÉRATION

DE

LA CATARACTE

NOUVEAU PROCÉDÉ

POUR DONNER IMMÉDIATEMENT A LA VUE TOUTE SON ACUITÉ
ET ÉVITER UNE SECONDE OPÉRATION EN EMPÊCHANT LA FORMATION DES
CATARACTES DITES SECONDAIRES

PAR LE Dr DELOULME, DE LYON

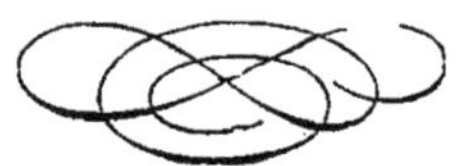

LYON

IMPRIMERIE DE L. BOURGEON

92, Rue Mercière, 92

1878

DE L'OPÉRATION

DE

LA CATARACTE

NOUVEAU PROCÉDÉ

POUR DONNER IMMÉDIATEMENT A LA VUE TOUTE SON ACUITÉ

ET ÉVITER UNE SECONDE OPÉRATION, EN EMPÊCHANT LA FORMATION DES

CATARACTES DITES SECONDAIRES

PAR LE Dr DELOULME, DE LYON

LYON

IMPRIMERIE DE L. BOURGEON

92, Rue Mereière, 92

1878

DE L'OPÉRATION

DE

LA CATARACTE

NOUVEAU PROCÉDÉ

Pour donner à la vue toute son acuité, et éviter une seconde opération
en empêchant la formation des cataractes dites secondaires

Par le Dr DELOULME, de Lyon

Une maladie aussi fréquente que la cataracte, ne pouvait manquer d'exercer le talent des spécialistes et de provoquer parmi eux une émulation telle, que chacun presque en a modifié le procédé opératoire selon ses vues personnelles, tendant tous d'ailleurs au même but, qui est de rendre la vue avec une acuité aussi normale que possible.

Aussi l'opération de la cataracte a-t-elle fait dans ces dernières années les plus grands progrès; mais il faut bien le dire, si les succès paraissent nombreux d'abord et les résultats brillants, la pratique et l'expérience nous les montrent dans la suite bien atténués par la fréquence des cataractes secondaires dues à la persistance d'opacités capsulaires au niveau de la pupille.

Tous les chirurgiens ont été certainement comme nous frappés de ce fait, que les malades opérés dans les meilleures conditions et chez lesquels le résultat avait paru d'abord très-satisfaisant, ne conservent que rarement le bénéfice d'une opératien bien faite d'ailleurs, et qu'au bout d'un temps plus ou moins long, leur vue s'affaiblit de jour en jour davantage, au point qu'ils arrivent non-seulement à ne pouvoir plus ni lire ni écrire, mais à se conduire même avec peine.

Chez ces personnes, opérées par d'autres ou par nous-même avant que nous eussions modifié notre façon d'opérer, nous avons constamment trouvé à l'é-clairage oblique des opacités pupillaires plus ou moins considérables. Nous ne parlons pas, bien entendu des cas où la vue était affaiblie par l'âge ou par une cause pathologique quelconque, mais de ceux où, après une opération nouvelle par discision, la vue est redevenue bonne et suffisante pour permettre la lecture et l'écriture.

Il était donc bien évident que le trouble antérieur qui gênait la vision des malades ne pouvait être attribué qu'à l'existence de la membrane plus ou moins épaisse que nous avions déchirée et qui interceptait le passage des rayons lumineux.

Et ce fait, nous l'avons observé, quel qu'ait été le mode d'extraction employé, et alors même que nous n'apercevions pas au niveau de la pupille des débris de la capsule antérieure et que manifestement nous n'avions devant les yeux qu'un feuillet de la capsule presque transparent et à travers lequel nous pouvions voir assez nettement le fond de l'œil, la pupille et les vaisseaux. Seulement cette portion de la cristalloïde nous apparaissait avec un reflet luisant, métallique et comme ridée, ondulée. Ce reflet est dû, comme on sait, au dépôt de cristaux de cholestérine.

Pour comprendre comment la présence seule de la capsule postérieure sans opacité d'ailleurs bien évidente, mais assurément modifiée depuis l'opération, peut suffire à amener dans le résultat obtenu d'abord, le changement que l'on observe plus tard, il nous faut étudier sommairement les rapports de la cristalloïde avec le cristallin et les opinions généralement admises sur la formation des cataractes dites secondaires, c'est-à-dire succédant à une opération par extraction du cristallin après l'ouverture de la capsule antérieure ; cette étude nous fournira l'explication d'un fait si fréquent, que nous en avons remarqué l'absence seulement dans les cas où le cristallin avait été extrait dans la capsule, où lorsque nous-même en voulant faire sortir les débris capsulaires ou cristalliniens, nous avions laissé échapper une portion du corps vitré, involontairement ou à dessein.

Le cristallin est entouré exactement par la capsule cristalline qu'on parvient rarement à enlever sans que quelques fragments des couches supérieures de la lentille y demeurent adhérents (Robin).

La cristalloïde est revêtue à sa face interne d'une couche épithéliale, dont les cellules vers les régions équatoriales augmentent de hauteur, s'allongent de plus en plus et, suivant O. Becker, qui les appelle cellules formatives, donnent naissance par leur transformation aux fibres propres du cristallin. Cette couche épithéliale empêche l'humeur aqueuse de pénétrer en nature dans le cristallin, et de son intégrité dépendent la nutrition et la transparence de cet organe ; son altération doit donc aboutir à un trouble nutritif, se manifestant par l'apparition d'opacités et la formation de la cataracte.

Cette altération peut être primitive, c'est-à-dire, causée par une inflammation due à une lésion de l'iris, de la région ciliaire ou du tractus uvéal, et dans ce cas, le cristallin ne s'altère qu'après et l'on a d'abord une cataracte capsulaire; mais elle peut être aussi secondaire, c'est-à-dire causée par l'irritation que les masses solides du cristallin exercent sur les cellules de la cristalloïde par leur simple contact ; c'est ce qui doit arriver dans la cataracte sénile ordinaire ayant dépassé l'âge de la maturité complète et aussi sans doute dans les cataractes entièrement formées, dans lesquelles le cristallin est tout opaque et qui sont abandonnées à elles-mêmes.

La cataracte capsulaire due à une prolyfération des cellules épithéliales qui perdent ainsi leur transparence, arrive à présenter, par l'accumulation de ces éléments de nouvelle formation, un véritable tissu ayant quelque analogie avec le tissu cellulaire.

La cristalloïde conserve, il est vrai, toujours sa transparence et c'est seulement la couche épithéliale sous-jacente qui perd la sienne ; mais au point de vue qui nous occupe, le résultat est le même. Après ces considérations qui expriment les opinions des auteurs les plus accrédités, il est facile de prévoir ce qui doit se passer chez les opérés qui présentent, après l'extraction du cristallin, une cataracte communément dite secondaire. On s'accorde à dire qu'elle est formée des débris du cristallin organisés avec les débris de la capsule ; aussi conseille-t-on d'enlever soigneusement ces derniers avec des pinces et de faire en sorte qu'il ne reste aucun débris des couches corticales molles.

Le premier résultat est souvent très-difficile à atteindre et il est quelquefois rendu impossible par l'impatience et l'indocilité du malade; sans compter que l'introduction répétée des pinces à travers les lèvres de la plaie peut en mâcher les bords et empêcher la réunion par première intention; du reste, l'on n'entend parler évidemment que des débris de la cristalloïde antérieure ouverte pour livrer passage au cristallin. Quant aux masses corticales, à la présence seule desquelles Desmarres attribue la formation de la cataracte secondaire qui, selon lui, n'aurait jamais lieu si l'on avait le soin de n'opérer que des cataractes complètes, la difficulté de les expulser complètement est évidente pour ceux qui ont l'habitude de l'opération, et qui savent que c'est surtout alors que le corps vitré s'échappe inopinément en quantité souvent trop grande, et impossible à limiter. D'ailleurs, l'on ne peut pas toujours savoir d'une façon précise si les couches corticales sont toutes opaques, si la cataracte est complète, et l'on ne peut pas toujours attendre qu'elle le devienne.

Mais encore en admettant que l'on arrive à expulser complètement les débris de la cristalloïde antérieure et les masses corticales molles, et même que l'on attende pour opérer d'avoir la certitude que la cataracte est complète, aura-t-on pour cela moins à craindre la formation d'une cataracte secondaire? Evidemment non; car dans tous les procédés d'extraction, sauf dans le procédé d'extraction du cristallin avec sa capsule, on laisse toujours la cristalloïde postérieure, dont la couche épithéliale qui tapisse la face interne pouvait être altérée déjà au moment de l'opération, si la cataracte était capsulo-lenticulaire ; et nous savons que dans ce cas les cellules épithéliales ont subi une prolifération et des métamorphoses régressives qui forment des opacités sous-jacentes à la cristalloïde ; mais si cette couche épithéliale n'était pas déjà altérée, elle peut donner naissance à de nouvelles cellules cristallines qui deviendront bientôt opaques, puisque rien n'empêche l'humeur aqueuse d'en troubler la transparence, ou bien subir elle-même dans ses éléments propres des changements qui plus tard intercepteront plus ou moins le passage des rayons lumineux à travers la cristalloïde.

C'est évidemment à ces opacités sous-jacentes à la cristalloïde postérieure, préexistantes ou consécutives à l'opération, que l'on doit attribuer les cataractes secondaires si fréquentes après les opérations même les plus régulières, et qui se présentent sous l'aspect d'une membrane excessivement mince occupant tout le champ pupillaire, et dont la surface paraît brillante et comme ondulée ; car nous ne parlons pas ici des cataractères secondaires, formées par l'agglomération des masses corticales incomplètement expulsées et des débris de la capsule antérieure, ou des fausses membranes pupillaires épaisses qui sont la conséquence d'une iritis plus ou moins grave, ayant amené la formation de dépôts plastiques adhérents aux bords de l'iris.

Mais si la présence seule du feuillet postérieur de la cristalloïde, que l'on n'a pas déchiré pendant l'opération, suffit pour en compromettre plus ou moins tardivement le succès et exiger une nouvelle opération; que sera-ce si nous envisageons la cataracte secondaire telle qu'elle est généralement comprise par les auteurs, et les cas nombreux dans lesquels elle se produira; ces cas, nous les trouvons énumérés dans les *Leçons cliniques sur la Chirurgie oculaire* de Desmarres; on aura, dit-il, une cataracte secondaire :

1° Après la kératotomie supérieure, à la suite d'un diagnostic mal posé, soit qu'on ait opéré une cataracte incomplète, soit que dans une cataracte complète, on ait été obligé de laisser des couches corticales dans la crainte de compromettre le succès de l'opération.

2° Après les cataractes traumatiques à développement lent ou rapide, traitées par extraction linéaire ou par discision.

3° Après une cataracte compliquée ou non d'une maladie oculaire, complète ou incomplète.

4° Après les cataractes congénitales molles ou à noyaux transparents.

Après cette énumération, de quelque façon que l'on comprenne la cataracte secondaire, que l'on admette les idées professées par les auteurs les plus distingués, ou que l'on adopte nos vues personnelles sur le rôle que nous attribuons au feuillet postérieur de la cristalloïde, il paraît bien évident que l'opération la mieux réussie et quelle qu'ait été la beauté du résultat immédiat, sera inévitablement et à une époque plus ou moins rapprochée, suivie d'un affaiblissement de la vue dû à la présence d'une opacité pupillaire, affaiblissement qui ira toujours en augmentant, au point même que souvent les opérés finiront par n'y plus voir assez pour se conduire.

Il faudra donc pratiquer une opération nouvelle, si toutefois le malade s'y résigne et s'il ne craint pas de perdre le peu de vue dont il jouit encore; il a été si peu satisfait du premier résultat, qu'il doute naturellement du succès qu'on lui promet encore. Et que va-t-on faire en divisant ou en extrayant cette cataracte secondaire qui gêne la vue du malade? on va donner accès au corps vitré dans la chambre antérieure; mais si l'on avait provoqué ce résultat lors de la première opération, l'on n'aurait pas été amené à en faire une seconde, car c'était bien en effet le seul moyen de la prévenir. Desmarres lui-même, dit dans l'ouvrage déjà cité, à propos de la cataracte traumatique opérée par extraction linéaire, qu'après avoir essayé d'extraire les masses corticales, si la quantité qu'on est obligé de laisser n'est pas très-considérable, on doit les éloigner du centre de la pupille, en provoquant l'issue d'une petite quantité du corps vitré dans la chambre antérieure, et qu'en agissant ainsi l'on n'a pas ensuite de cataracte secondaire.

Ce moyen, que Desmarres conseille pour un cas particulier seulement, quoique d'après l'énumération qu'il fait des cas dans lesquels il se produira une cataracte secondaire, celle-ci soit à peu près inévitable, ce moyen, qui constitue la seule façon de remédier à ce nouvel état de choses, nous l'érigeons en règle générale, pour prévenir une nouvelle opération en empêchant de se produire la cause qui la nécessiterait dans un temps plus ou moins long; c'est-à-dire qu'après avoir extrait le cristallin et expulsé autant que possible les débris capsulaires et corticaux, nous mettons immédiatement en communication la chambre antérieure et le corps vitré, en ouvrant le feuillet postérieur de la cristalloïde. Nous évitons ainsi la cataracte secondaire et une seconde opération, et nous avons tout de suite au point de vue de l'acuité visuelle un résultat excellent. En effet, Desmarres dit encore dans l'ouvrage cité plus haut, et son opinion concorde avec celle de tous les auteurs : « Lorsque l'humeur vitrée s'échappe lentement, goutte à goutte, elle n'est pas déplacée, conserve des rapports anatomiques normaux avec les membranes profondes et le malade présente des chances de guérison tout aussi favorables que si l'hyaloïde n'avait pas été ouverte. » Nous ajouterons que, dans notre pratique personnelle, nous avons remarqué que lorsque aucune manœuvre opératoire prolongée ou intempestive n'a compliqué une légère procidence du corps vitré provoquée ou non, la guérison s'est faite très-rapidement, sans accidents, et l'acuité visuelle obtenue a été très-bonne, tandis qu'après des opérations très-bien faites, mais où l'hyaloïde n'avait pas été ouverte, des inflammations souvent inexplicables sont survenues et ont compromis plus ou moins le résultat final; nous voyons encore que dans une statistique de Sichel qui a servi de basé à la thèse inaugurale d'un de ces élèves sur l'opération de la cataracte par extraction linéaire combinée, nous voyons, disons-nous, que chaque fois que s'est produite une légère issue du corps vitré, sans autre accident, l'acuité visuelle a été excellente, et la guérison rapide.

Aussi l'idée d'enlever le cristallin dans sa capsule, que Richter depuis un peu plus d'un siècle paraît avoir mise en pratique, a-t-elle été reprise de nos jours par plusieurs chirurgiens distingués, dans le but d'enlever entièrement la cristalloïde.

Cette méthode qui consiste à faire pénétrer à travers la plaie cornéo-scléroticale, une curette derrière la face posterieure du cristallin, et par un mouvement de bascule à extraire le cristallin en l'appliquant contre la face postérieure de la cornée, donne assurément un beau résultat, quand elle réussit; mais elle est très-dangereuse à cause des accidents qui l'accompagnent immédiatement ou qui surviennent plus ou moins tardivement ; ces accidents sont d'abord le froissement des lèvres de la plaie, la rupture de la zonule et l'issue du corps vitré qu'il est impossible de limiter; puis des décollements de la rétine, des hémorrhagies tardives, des opacités dans le corps vitré et même la perte de l'œil.

Il y en avait assez pour faire juger la méthode et la faire tomber dans un discrédit complet.

Notre procédé n'a pas ces inconvénients fâcheux et tend au même but, mais d'une façon sûre, qui ne laisse rien au hasard d'un tour de main plus ou moins habile, et qui permet de modérer, de limiter à volonté l'issue du corps vitré à travers l'ouverture pratiquée à la capsule postérieure.

Une fois l'opération terminée, et c'est ordinairement l'extraction linéaire avec iridectomie que nous employons, lorsque nous avons expulsé autant que possible les débris de la capsule antérieure et les masses corticales, que la pupille nous apparaît bien nette, ou qu'il ne serait pas sans danger de continuer des manœuvres pour l'obtenir plus nette, nous enlevons les écarteurs ou le blépharostat, et nous laissons un instant reposer le malade. Puis nous soulevons la paupière supérieure, et tandis que le malade regarde

en bas, nous introduisons à travers la plaie le kysté-
tome qui nous a déjà servi à déchirer la capsule antérieure, et nous pratiquons de bas en haut une ouverture à la capsule postérieure ; cette ouverture qui
part du bord inférieur du limbe irien, se prolonge en
haut dans une étendue de deux millimètres environ ;
la grandeur à lui donner est indiquée du reste par
l'issue lente ou rapide de l'humenr vitrée, selon sa
consistance. Dès que nous sommes assuré de la présence de l'humeur dans la chambre antérieure, nous
retirons l'instrument, les lèvres de la plaie viennent
en coaptation et empêchent ainsi la sortie du corps
vitré.

En même temps nous laissons tomber la paupière
supérieure qui vient ainsi assurer l'occlusion parfaite
de la plaie. Après un court instant, nous soulevons
de nouveau la paupière supérieure et si nous trouvons entre les lèvres de la plaie une légère hernie du
corps vitré, nous l'excisons avec des ciseaux courbes,
et nous appliquons le bandeau.

Nous n'avons jamais remarqué que dans ces conditions, la cicatrisation de la plaie fut moins rapide,
ni que cette légère issue du corps vitré dans la chambre antérieure et même au dehors ait amené aucune
complication qui pût lui être attribuée. Nous avons
vu que telle était d'ailleurs l'opinion des auteurs les
plus compétents.

Que pourrait-on craindre en effet?

L'inflammation du corps vitré et par suite le trouble de sa transparence? Pour qu'une hyalitis primitive se produise, il faut qu'un corps étranger séjourne
dans l'humeur ou que faisant hernie à travers les en-
veloppes de l'œil, celle-ci reste exposée au contact de

l'air. Ces conditions ne se présentent pas dans le cas actuel ; car nous savons par expérience que l'humeur aqueuse n'a pas d'action sur la transparence du corps vitré, et d'ailleurs l'ouverture de la capsule postérieure est faite si rapidement que l'influence de l'air ne saurait se produire ; c'est pour ainsi dire une plaie sous-cutanée que nous produisons, et la cicatrisation a lieu à l'abri de l'air ; le corps vitré s'immobilise et s'enkyste dans la chambre antérieure, et perdit-il momentanément sa transparence, il ne tarderait pas à la reprendre.

Les altérations secondaires peuvent dépendre d'une inflammation du tractus uvéal, de la région ciliaire principalement, et d'une lésion de la choroïde ou de la rétine ; or, ce n'est pas assurément une simple ponction du corps vitré qui produira de pareils désordres. Si l'issue du corps vitré peut offrir des dangers, ce ne peut être que lorsqu'elle se produit soudainement, d'une façon imprévue et dans qu'on puisse la modérer, la limiter, tandis que dans notre procédé nous n'en faisons sortir que la quantité que nous voulons, et connaissant les cas dans lesquels l'humeur peut être ramollie, nous nous tenons sur nos gardes pour empêcher que la sortie en soit trop abondante. Mais ne sait-on pas d'ailleurs que le corps vitré peut sortir en assez grande quantité, sans que le résultat de l'opération soit en rien compromis.

Les opérés chez lesquels nous avons mis notre procédé en pratique et que nous avons revus les uns au bout de deux ans, les autres après trois et cinq ans, ont gardé la vue excellente qu'ils avaient après l'opération ; leur pupille était nette et rien n'empêchait les rayons lumineux d'arriver jusqu'à la rétine ; nous n'avons d'ailleurs pas constaté de troubles du cops vitré, ni d'autre altération pouvant être attri-buée à notre procédé opératoire.

Ce procédé offre donc les avantages suivants :

1° Il donne immédiatement à la vue toute l'acuité possible, sans compliquer davantage l'opération.

2° Il prévient la formation des cataractes secondai-res inévitables autrement.

3° En assurant aux opérés la vue qu'ils ont recouvrée par une première opération, il les met à l'abri d'une seconde, inévitable après les procédés ordinairement employés.

Imp. Bourgeon, rue Mercière, 92, Lyon.

www.ingramcontent.com/pod-product-compliance
Ingram Content Group UK Ltd.
Pitfield, Milton Keynes, MK11 3LW, UK
UKHW021724130726
13696UKWH00006B/2521